AF233105

DES
LÉSIONS DU PÉNIS

DÉTERMINÉES

PAR LE COÏT

PAR

M. DEMARQUAY,

Chirurgien de la Maison municipale de Santé, etc.,

ET

M. L.-E. PARMENTIER,

Ex-Interne des Hôpitaux de Paris.

Prix: 75 centimes.

PARIS.

P. ASSELIN, GENDRE ET SUCCESSEUR DE LABE,

Libraire de la Faculté de Médecine,

PLACE DE L'ÉCOLE DE MÉDECINE,

ET AU BUREAU DU *MONITEUR DES SCIENCES*,

RUE DU 29 JUILLET, 6.

1861.

LÉSIONS DU PÉNIS

DÉTERMINÉES PAR LE COÏT.

En dehors de la blennorrhagie et du chancre, le coït peut déterminer du côté du pénis certaines lésions qui n'ont pas fixé d'une manière particulière l'attention des auteurs. S'il existe dans les annales de la science quelques rares exemples des accidents qui peuvent survenir pendant la copulation, les symptômes auxquels ces lésions donnent lieu et les suites plus ou moins fâcheuses qui peuvent en être la conséquence ne sont pas exposés dans les traités de pathologie. Nous nous sommes proposé dans ce travail de faire l'histoire de ces accidents à l'aide du petit nombre de faits que nous avons trouvé dans les recueils scientifiques, de ceux qui nous ont été communiqués par MM. Barth et Guersant, et enfin avec quelques observations que nous avons eu l'occasion de recueillir nous-mêmes.

En parcourant les divers journaux de médecine et les auteurs qui nous ont laissé un certain nombre d'observations rares et curieuses, nous avons été frappés du petit nombre de faits que nous ayons pu recueillir sur notre sujet. Nous espérions trouver dans le grand dictionnaire des sciences médicales à l'article *cas rares*, article si bien fait, où Fournier a rassemblé et classé avec tant de méthode les faits les plus curieux observés en médecine, quelques observations sur le sujet qui nous occupe ; notre espérance a été déçue, il n'est fait mention d'aucune lésion du pénis déterminée par le coït.

Pendant la copulation, il peut survenir un paraphimosis, une inflammation des follicules du prépuce, des déchirures de la muqueuse qui recouvre le gland dans le point où cette membrane se réfléchit sur le prépuce, des ruptures du frein, de l'urèthre ou des corps caverneux, le méat urinaire peut être déchiré, enfin le coït répété un certain nombre de fois dans un assez court espace de temps peut amener dans le bulbe de l'urèthre, un épanchement de sang, une sorte d'apoplexie, lésion que nous avons eu l'occasion d'observer une fois et dont il n'existe aucun exemple dans les annales de la science.

Paraphimosis. Lorsqu'il existe un phimosis, le prépuce tiraillé et aminci par le coït peut se déchirer ; de là des douleurs très-vives et quelquefois des accidents tels que l'induration du prépuce, si ces lésions se répètent souvent. Si le phimosis n'est pas complet, le gland peut encore être découvert dans une certaine étendue et quand le sujet vient à faire des efforts pour pratiquer le coït, le prépuce refoulé en arrière du gland ne peut plus être ramené sur cet organe et occasionne l'étranglement de l'extrémité antérieure de la verge, en un mot un paraphimosis.

M. Guersant a été appelé à donner des soins à un jeune homme auquel cet accident est arrivé la première nuit de son mariage. Il était affecté d'un phimosis congénital incomplet qui permettait au gland de se découvrir en partie. Pendant l'effort énergique et soutenu qu'il fit pour pratiquer la copulation, le prépuce fut ramené en arrière du gland, et il en résulta immédiatement un paraphimosis.

M. Guersant essaya d'abord d'obtenir la réduction ; mais le paraphimosis ne cédant pas à ces tentatives, il fut obligé d'avoir recours au débridement et de pratiquer ensuite l'opération du phimosis. M. Guersant a l'habitude de citer dans ses leçons cliniques sur le phimosis cette observation, afin de démontrer la nécessité d'opérer même un phimosis incomplet.

Inflammation des follicules de la face muqueuse du prépuce. — Les excès de coït peuvent amener une inflammation du prépuce et de la membrane muqueuse du gland, maladie connue et décrite par les auteurs sous le nom de *balano-posthite*, et il est d'ailleurs inutile d'insister ici sur les symptômes qui la caractérisent. Nous signalerons encore, en passant, l'œdème inflammatoire du pénis comme pouvant survenir après l'abus du coït, mais nous appèllerons particulièrement l'attention sur l'inflammation des follicules de la face interne du prépuce. Cette affection qui peut reconnaître pour cause l'abus du coït a été observée par M. Barth, qui a eu l'extrême obligeance de nous en communiquer la relation.

Un jeune homme, âgé d'une vingtaine d'années, contracte, vers le milieu du mois d'août 1858, une blennorrhagie de moyenne intensité. Sous l'influence de boissons mucilagineuses abondantes et des capsules de Raquin, le catarrhe uréthral diminue; cependant au commencement du mois d'octobre il reste encore un suintement muco-purulent, et à la face interne du prépuce apparaît une saillie pustuleuse de la grosseur d'un petit pois. On enduit cette saillie d'onguent napolitain et dans le courant du mois le suintement uréthral se tarit et le petit gonflement local disparaît.

Au mois de décembre, à la suite d'excès de coït, reparaît à la face muqueuse du prépuce une petite saillie globuleuse avec un point fistuleux au centre. M. Barth y introduit la pointe d'un crayon de nitrate d'argent et la cavité suppurante s'est cicatrisée.

En décembre 1859 (à la suite de nouveaux rapports sexuels), le malade est repris d'une inflammation catarrhale du gland et du prépuce sur la face muqueuse duquel se montrent deux petits follicules rapprochés l'un de l'autre et distendus par du pus. Cautérisation avec le nitrate d'argent, bains locaux répétés.

En janvier 1860, l'inflammation catarrhale diminue, mais les deux follicules persistent, et malgré des injections de nitrate d'argent pratiquées dans leur intérieur, au mois de mai suivant les deux follicules suppurants n'étaient point encore complétement cicatrisés.

Déchirure de la muqueuse du gland dans le point où elle se réfléchit sur le prépuce. — Ces déchirures reconnaissent pour cause le défaut de précautions dans l'introduction du pénis, la longueur des poils de la femme, le coït réitéré, la disproportion des organes génitaux, la délicatesse de l'épiderme du gland et de la face interne du prépuce. Il y a des hommes qui s'excorient le gland chaque fois qu'ils ont un rapport sexuel. La douleur émoussée par la sensation du plaisir n'avertit pas suffisamment de l'accident, le mouvement se continue, la déchirure s'augmente et offre l'apparence d'un chancre mou ; mais jamais, quelle que soit sa durée, elle n'est accompagnée de bubon.

Il n'existe aucun signe capable de faire distinguer sur-le-champ ces déchirures de la muqueuse d'un chancre mou; aussi, quoique n'étant pas vénériennes, ces ulcérations sont souvent pénibles, parce qu'elles tiennent l'esprit en suspens pendant un temps plus ou moins long. Hunter dit qu'il en a vu plusieurs exemples qui l'ont extrêmement embarrassé. Cullerier (*Dict. des Sc. méd.*, t. IV, p. 507) ne base le diagnostic différentiel du chancre et des déchirures de la muqueuse du gland que sur des présomptions. « Quand, dit-il, il n'y aura pas eu de commerce avec une femme suspecte, quand il aura été reconnu que des efforts considérables auront été nécessaires pour arriver au but, il sera très-probable que la maladie est sans contagion. Il faut ajouter que, dans ces cas, de simples lotions font disparaître en peu de temps l'ulcération qui n'est pas vénérienne, et que celle qui est le produit du virus et qui se guérit d'elle-même, exige plus de temps. » Les écorchures de la muqueuse du gland guérissent en général seules, pourvu qu'il ne survienne pas d'érection, et que le prépuce n'éprouve aucun tiraillement ; l'application de l'onguent mercuriel produit, au contraire, une grande irritation, comme cela est arrivé dans un cas cité par Hunter (*Traité de la Syphilis*, traduct. de G. Richelo¹, annotée par M. Ricord, p. 471). Enfin, si chaque rapport sexuel amenait une excoriation du gland, des lotions avec la solution de noix de Galles préviendraient le retour de cet accident en produisant une espèce de tannage.

Rupture du frein. — Il existe un vice de conformation du pénis qui peut occasionner un accident pendant le coït, c'est la brièveté du frein. Tous les auteurs signalent la rupture du frein comme pouvant avoir lieu pendant la copulation, lorsque le frein est plus large et plus court qu'à l'état normal. Il survient une hémorrhagie qui s'arrête ordinairement d'elle-même et ne présente aucune gravité. Il faut s'abstenir de tout rapprochement sexuel jusqu'à ce que la déchirure soit complétement cicatrisée, autrement chaque coït renouvelle la déchirure, qui met alors un temps très-long à se cicatriser. P. Boyer parle d'un homme qui, ne voulant pas s'astreindre à se priver de sa femme, attendit six semaines avant d'être guéri d'une déchirure du frein.

La déchirure du méat urinaire a été observée dernièrement par M. Demarquay.

Un homme de quarante ans, dont le pénis très-développé offre un méat urinaire très large et dont le gland est habituellement recouvert par le prépuce, allait accomplir le coït, lorsque la femme fit un mouvement assez brusque. Il se déchira la partie inférieure de l'urèthre jusqu'à l'insertion du frein, et aussitôt éprouva une vive douleur, sans se rendre un compte exact de ce qui s'était produit. Le coït ne fut pas accompli. Bientôt le patient se sentit tout mouillé et il fut fort effrayé de se trouver tout ensanglanté. Lorsque M. Demarquay le vit, il reconnut une déchirure de l'urètre et un agrandissement considérable du méat urinaire, comme s'il eût été agrandi par le bistouri. Une petite artériole donnait du sang, l'hémorrhagie fut arrêtée et le malade en fut quitte pour la peur.

Nous n'avons pu recueillir dans les auteurs aucun fait analogue qui ait été publié, il ne s'ensuit pas nécessairement que la déchirure du méat urinaire ne se produise pas quelquefois pendant le coït ; l'extrême tension qu'éprouvent les tissus au moment de l'érection explique jusqu'à un certain point leur friabilité, et l'on conçoit qu'ils puissent alors se rompre sous l'influence d'un mouvement un peu brusque ou d'une compression un peu forte.

Il est à présumer toutefois que la rupture du méat urinaire ne sera jamais suivie d'aucune suite fâcheuse et qu'une hémorrhagie plus ou moins abondante sera le seul phénomène important déterminé par cette lésion. L'on sait, du reste, que le chirurgien est obligé de débrider un peu le méat urinaire pour extraire un calcul qui, à cause de son volume, ne peut être retiré du canal de l'urèthre, et cette petite opération est toujours parfaitement innocente.

Si les accidents que nous venons de signaler comme capables de se produire pendant la copulation offrent peu de gravité, il n'en est pas de même de ceux dont il nous reste à parler. La rupture du canal de l'urèthre et celle des corps caverneux donnent toujours lieu à des symptômes extrêmement graves, et entraînent souvent après eux des suites très fâcheuses, lorsque la mort n'est pas la conséquence d'une semblable lésion ; aussi croyons-nous devoir beaucoup y insister dans ce travail.

La rupture du canal de l'urèthre et celle des corps caverneux peuvent avoir lieu simultanément pendant le coït, on en trouve des exemples dans les annales de la science ; mais le plus souvent c'est l'urèthre qui seul est rompu, aussi allons-nous d'abord étudier cette lésion à l'état de simplicité.

Une cause fréquente de *la rupture du canal de l'urèthre* pendant le coït, c'est l'inflammation chronique de ce conduit. Franck (*de curat. homin. morb.*, liv. V, 2 p., p. 284) parle d'un homme de quarante-huit ans qui, malgré une blennorrhagie chronique depuis six mois, se livrait sans réserve à tous les excès vénériens, lorsque tout à coup il lui survint pendant le coït une hémorrhagie si violente par l'urèthre, qu'il tomba en syncope ; on reconnut plus tard que l'urèthre était déchiré.

Un rétrécissement de l'urèthre accompagné d'une certaine inflammation de ce conduit, constitue une cause prédisposante à sa rupture pendant le coït. M. Demarquay a donné des soins au comte P... qui, atteint d'un rétrécissement, eut une rupture de l'urèthre pendant qu'il se livrait au coït.

Un rapprochement sexuel pendant l'existence d'une hémorrhagie intense avec courbure de la verge peut amener une rupture de l'urèthre, nous avons vu dernièrement à la maison municipale de santé un malade qui s'était rompu le canal de l'urèthre en se livrant au coït tandis qu'il avait une chaudepisse cordée.

Il n'est pas nécessaire que l'inflammation de l'urèthre existe à un degré aussi intense pour que le canal puisse se rompre pendant le coït; M. le docteur Campardon fils, ancien interne à l'infirmerie de St-Lazare, nous a dit qu'il avait donné des soins à un jeune homme qui, étant affecté d'une simple urétrite, eut une rupture du canal de l'urèthre un peu en arrière de la fosse naviculaire au moment où eut lieu l'éjaculation. La densité et la friabilité des parois du canal, dues à une blennorrhagie, favorisent la rupture de l'urèthre pendant la copulation.

Enfin, dans un coït violent, l'urèthre peut être déchiré, on en trouve un exemple dans Franck (*de curat. hon. in. morb.* p. 227). M. Maisonneuve a vu un malade qui avait une rupture de l'urèthre déterminée par des manœuvres violentes qui furent exercées pendant le coït.

Le premier symptôme qui se manifeste lorsque l'urèthre se rompt, c'est une hémorrhagie qui a lieu par le canal; l'écoulement de sang est plus ou moins abondant et peut déterminer une syncope. Lorsqu'il a repris ses sens, le malade se plaint d'une douleur atroce au pubis, dans la verge et au rectum. Les bourses et tout le périnée infiltrés de sang offrent une tuméfaction considérable qui envahit aussi quelquefois l'abdomen. La faiblesse et l'anxiété sont très grandes, l'urine est d'abord rendue avec un sentiment d'ardeur et à l'insu du malade, puis survient de la dysurie et enfin une rétention d'urine, qui reconnaît quelquefois pour cause l'accumulation dans le canal d'une certaine quantité de sang qui, sous forme d'un caillot cylindrique, s'oppose au passage de l'urine. Bientôt celle-ci s'infiltre dans les tissus, le scrotum tuméfié devient rouge et chaud, la rougeur gagne les aines, la verge se gonfle, il survient un phimosis avec infiltration du prépuce, enfin un abcès se manifeste au scrotum et son ouverture donne passage à la plus grande partie de l'urine.

Les circonstances commémoratives, au début l'écoulement de sang par le méat urinaire en dehors de la miction et plus tard l'infiltration sanguine du périnée et du scrotum permettront de reconnaître la rupture du canal de l'urèthre.

Les ruptures du canal de l'urèthre entraînent toujours après elles un pronostic grave, car elles donnent lieu à une infiltration urineuse qui peut amener promptement la mort, comme cela est arrivé au comte P... auquel M. Demarquay a donné des soins ; d'autres fois, cette infiltration urineuse est suivie de fistules qui, souvent, sont extrêmement rebelles. Enfin, la rupture de l'urèthre peut être l'origine d'un rétrécissement fibreux dont on ne parvient quelquefois à triompher qu'à l'aide de l'incision. Toutefois, M. Demarquay est parvenu à guérir par la dilatation seule un rétrécissement fibreux qui avait succédé à une rupture de l'urèthre survenue pendant le coït chez un jeune homme atteint de blennorrhagie intense avec courbure de la verge; on sentait à travers la peau le long du canal de l'urèthre, dans le point où la rupture avait eu lieu, un noyau dur et épais. M. Campardon a aussi noté l'existence de ce noyau chez son malade, dans le point où la rupture avait eu lieu ; moins heureux que M. Demarquay, il n'est pas encore parvenu à obtenir la dilatation du rétrécissement; toutefois, il est bon de noter que la petite tumeur, le nodus que l'on sent près de la fosse naviculaire semble avoir diminué de volume depuis quelque temps, mais lorsque le malade urine, le jet présente toujours une certaine torsion.

Cependant il peut arriver que le malade, après avoir eu une infiltration et un abcès urineux guérisse, assez promptement; Franck rapporte que l'un des malades qui s'étaient rompus l'urèthre pendant le coït fut guéri au bout de vingt jours ; l'autre, dit-il, guérit assez promptement.

Le traitement de la rupture de l'urèthre doit avoir pour but de combattre l'hémorrhagie, la rétention et l'infiltration de l'urine. Aussitôt que le chirurgien sera appelé auprès d'un malade affecté d'une rupture de l'urèthre, il introduira une sonde dans la vessie, cette manœuvre aura pour but : 1º d'arrêter l'écoulement sanguin, 2º d'empêcher l'infiltration de l'urine, 3º de prévenir l'obstruction du canal par le gonflement. La sonde sera introduite doucement par le méat urinaire et conduite jusque dans la vessie ; on devra d'après le conseil de M. Reybard, se servir d'une sonde flexible, aussi grosse que possible, et l'introduire sans mandrin avec une lenteur et une douceur extrêmes.

Si la résolution de l'épanchement sanguin se fait attendre, si l'urine passait entre la sonde et le canal, on devrait, pour prévenir l'infiltration urineuse, pratiquer une incision sur la tumeur uréthro-périnéale.

La rupture de l'urèthre guérit quelquefois rapidement, se cicatrise sur la sonde, mais le plus souvent il reste un rétrécissement ou une fistule urinaire que le chirurgien sera obligé de combattre ultérieurement par un traitement convenable et sur lequel il est inutile d'insister ici.

Rupture du pénis. — Sous ce titre nous envisagerons la rupture des corps caverneux, seule ou existant en même temps que celle du canal de l'urèthre.

On observe quelquefois chez les individus d'un certain âge qui ont abusé du coït des tumeurs du pénis décrites par les auteurs, sous le nom de nœuds ou ganglions des corps caverneux, et qui sont, sans doute, consécutives à un petit épanchement sanguin résultant de la rupture d'une des mailles du corps caverneux ou à l'éraillement de la tunique fibreuse de la verge lorsque ces tumeurs sont superficielles.

Ces tumeurs sont indolentes, dures à la pression, non mobiles sous la peau, et semblent faire corps avec le pénis; souvent elles restent stationnaires, quelquefois elles augmentent peu à peu de volume. Lorsqu'on les comprime pendant que la verge est en érection, on provoque quelquefois une douleur assez prononcée. Ces tumeurs déterminent une gêne mécanique aux fonctions génitales. En effet, le sang arrive dans toute l'étendue des corps caverneux, excepté vers le point où la tumeur existe. Du reste, la déformation de la verge sera en raison du nombre, du volume et de la position de ces nodosités.

Dans quelques cas, ces tumeurs ont disparu à l'aide des frictions mercurielles et des douches d'eaux minérales, de Barèges surtout; quant à enlever ces nodosités, nous regardons cette opération comme très dangereuse et nous pensons qu'elle ne doit être pratiquée dans aucun cas.

La rupture du pénis peut survenir dans un effort énergique et soutenu pour vaincre un obstacle à l'accomplissement du coït. On trouve un exemple de cet accident rapporté dans *la Gazette des Hôpitaux* de 1849, p. 398, d'après *American journal of medic. scienc.*, avril 1849. Un jeune homme éprouva la première nuit de son mariage une difficulté insurmontable à consommer l'acte de la génération; dans un effort énergique et soutenu qu'il fit pour vaincre cet obstacle, le pénis se rompit.

D'autres fois, la verge en violente érection est fortement pressée, se ploie brusquement et se rompt en partie. M. Huguier a présenté, au mois d'avril 1853, à la Société de chirurgie, le pénis d'un homme de 37 ans qui s'était rompu de cette manière le canal de l'urèthre et une partie du corps caverneux dans les circonstances suivantes. Il était atteint depuis quelque temps d'une affection de

l'oreille, pour laquelle un médecin ordonna l'application d'un vésicatoire à la région mastoïdienne. Quelques jours après, cet
homme, étant couché avec sa femme, et ayant des érections continuelles depuis l'application du vésicatoire, eut malgré lui un
rapport sexuel avec celle-ci, seulement elle se plaça sur lui et par
un faux mouvement, pressant de tout le poids de son corps sur la
verge, alors en violente érection, elle la ploya brusquement vers
le périnée et la cuisse.

MM. Deguise père et Richet ont observé chacun un fait analogue.

Au moment de l'accident, il survient une douleur vive et violente
et la verge prend bientôt une couleur rouge-violacée. En même
temps a lieu un écoulement de sang très-considérable, comme
chez le malade de M. Huguier ; quelquefois cependant il y a peu
d'hémorrhagie, c'est ce qui a eu lieu dans le cas observé par M.
Deguise père.

Bientôt, le malade ne peut plus uriner, et lorsque l'on veut introduire une sonde dans l'urèthre elle ne peut pénétrer dans la
vessie, par suite de la rupture du canal. La verge présente un
épanchement de sang considérable, sa couleur noire peut faire
croire à la gangrène, elle est déformée et d'une mollesse extrême.
Le prépuce est œdémateux, surtout à son extrémité inférieure. Le
scrotum et tout le périnée offrent une teinte violacée et sont œdé-
matiés ; la palpation détermine dans la région hypogastrique et
au périnée une douleur très-vive.

En même temps, le pouls se développe, bat 120 fois par minute ;
la fièvre est intense, le malade est très-agité, ne peut dormir, l'a-
norexie est complète. Bientôt la langue devient brunâtre, l'urine
infiltrée amène une gangrène de la peau de la verge, du scrotum
et du périnée, des plaques gangréneuses se développent aux ré-
gions inguinales, hypogastriques et iliaques ; la vessie est disten-
due par l'urine, et comme il est impossible de la vider avec la
sonde, le chirurgien se voit dans la nécessité de la ponctionner à
travers l'hypogastre ; enfin, la mort vient mettre un terme aux
douleurs du malade.

A l'autopsie du sujet mort à Beaujon, dans le service de M. Huguier, on a trouvé que la rupture de l'urèthre avait eu lieu au
niveau du bulbe ; la rupture du canal était complète, une distance
de deux centimètres séparait les deux bouts du canal rompu. De
plus, à deux pouces du méat urinaire existait une cavité anfrac-
tueuse, remplie de sang noirâtre mêlé à de l'urine ; cette cavité,
débarrassée du sang par un filet d'eau, présentait à sa paroi supé-

rieure deux dépressions dues à une perte de substance du corps caverneux.

La rupture du pénis ne détermine pas toujours des accidents aussi formidables que ceux dont nous venons de tracer le tableau, et qui amènent rapidement la mort du malade ; la guérison peut avoir lieu, mais les fonctions du pénis éprouvent pour toujours une gêne plus ou moins grande. M. Richet a vu un homme qui guérit parfaitement bien à la suite d'une rupture de la verge ; mais pendant l'érection, le pénis restait rétracté et courbé sur la face uréthrale, comme dans la chaudepisse cordée.

M. Deguise père a donné des soins à un homme qui se rompit le corps caverneux pendant le coït, et depuis lors au niveau de la déchirure la verge est comme brisée, elle est pour ainsi dire en fléau. L'érection se fait parfaitement bien, mais en deux temps, la partie postérieure de l'organe devient d'abord rigide et ensuite l'extrémité entre en érection.

La copulation peut devenir impossible par suite de la rupture du pénis, lorsque celle-ci a eu lieu vers la partie postérieure de l'organe. Dans le cas rapporté par le journal américain et reproduit par la *Gazette des Hôpitaux* de 1849, depuis l'accident, l'érection du pénis était limitée au demi-pouce postérieur de cet organe ; tout le reste de sa partie antérieure, y compris le gland, restait dans l'état de flaccidité. On constatait chez ce jeune homme, à un demi-pouce du pubis, une sorte de bride, de cloison dépendant sans doute d'une cicatrice qui séparait en deux parties les corps caverneux, qui avaient sans doute été rompus dans ce point.

La forte pression exercée sur la verge en érection au moment où la copulation allait avoir lieu, pression suivie d'une courbure de l'organe avec douleur extrêmement vive, et aussitôt après l'épanchement de sang, la teinte noirâtre, ecchymotique du pénis et de tout le périnée feront reconnaître la rupture de la verge ; enfin, la rétention d'urine, l'impossibilité d'introduire une sonde dans la vessie démontreront que l'urèthre a éprouvé une solution de continuité, diagnostic que viendra plus tard confirmer l'infiltration urineuse qui ne tardera pas à se manifester.

On voit, d'après tout ce qui précède, que la rupture du pénis est une lésion extrêmement grave, car elle peut déterminer une infiltration d'urine suivie de la gangrène de la verge et du périnée, accident qui amène promptement la mort du malade. D'autres fois, lorsque celui-ci a été assez heureux pour échapper à tous ces accidents, il éprouve, jusqu'à la fin de sa vie, au moins une grande gêne, si ce n'est une impossibilité absolue de se livrer au coït.

Dans le traitement le chirurgien devra surtout s'opposer à l'infiltration urineuse, et lorsque celle-ci existera déjà il tâchera de prévenir la gangrène des tissus en faisant des scarifications sur tous les points où l'urine s'est épanchée.

S'il existe une tumeur hématique formée par le sang qui s'est échappé du tissu érectile qui constitue le corps caverneux, il faut bien se garder d'inciser un pareil foyer, car cette opération peut déterminer les accidents les plus graves. Albinus (*annotationes Academiæ*, liv. 3, chap. 5) rapporte qu'une tumeur semblable ayant été ouverte, il y eut une hémorrhagie extrêmement abondante, qui ne put être arrêtée et fit mourir le blessé.

Epanchement de sang dans le bulbe de l'urèthre.

Il nous reste à parler d'une lésion survenue à la suite du coït répété plusieurs fois de suite dans un très court espace de temps. Nous n'avons rencontré aucune observation analogue dans les annales de la science, il s'agit d'un épanchement de sang dans le bulbe de l'urèthre observé chez un sujet qui mourut à la maison municipale de santé, dans le service de M. Demarquay, après avoir présenté les symptômes de l'adynamie la plus profonde avec une gangrène de la peau de la verge et de l'abdomen.

Cet homme, qui était âgé de 46 ans, exerçait la profession de cocher, entra à la maison municipale de santé le 7 juillet 1858. Trois jours auparavant, c'est-à-dire le 4 juillet, étant déjà indisposé depuis quelques jours (malaise, frisson, soif vive, anorexie), il fit des excès de table après lesquels il eut des rapports avec une femme. Pendant deux heures en butte à des excitations continuelles, il répéta cinq fois le coït qui fut suivi quatre fois d'éjaculation. Le soir il tomba dans une prostration extrême, éprouva des douleurs dans la verge et au périnée et ne put que difficilement uriner. Le lendemain tous ces symptômes augmentèrent, et le 6 la miction devenant impossible, l'on dut recourir au cathétérisme.

Au moment de son entrée l'on constate que la verge est couchée sur l'abdomen, toute la partie qui répond au corps caverneux est molle, ainsi que le gland ; mais tout le reste de la portion spongieuse de l'urèthre et le bulbe forment une saillie remarquable, dure au toucher comme pendant l'érection ; le pouls est petit et très fréquent. Traitement : quinze sangsues à la racine de la verge, cataplasmes, bain prolongé, lavement émollient.

Le 9, l'état est le même, on applique 30 sangsues au périnée.

Le 10, le malade éprouve pendant une heure du frisson ; la paroi abdominale présente une rougeur phlegmoneuse. Incisions multiples.

Le 11, teinte ictérique de la peau et des sclérotiques, adynamie profonde, voix altérée, langue sèche, tache gangréneuse de la
grandeur d'une pièce de 50 c. environ au niveau du corps caverneux gauche. Une incision pratiquée à ce niveau donne issue à du
sang noirâtre. Sulfate de quinine, 1 gramme.

Le 12, la gangrène s'est étendue, a envahi le dos de la verge et
la paroi abdominale antérieure ; on pratique sur ces parties de
nouvelles incisions, l'état du malade est désespéré, il meurt le 13
juillet.

A l'autopsie on trouve la paroi abdominale, au niveau du pubis
et les enveloppes de la verge infiltré de pus. La muqueuse, uréthrale fortement injectée est gangrenée au niveau et en avant du
bulbe dans une étendue de 7 à 8 centimètres ; en ce point elle est
en putrilage et se détache très facilement, mais l'altération ne dé-
passe pas la muqueuse. Les points gangrèneux de la peau de la
verge et de l'abdomen sont bornés à la peau ; ils n'intéressent pas
le corps caverneux. La muqueuse vésicale a une teinte grise ar-
doisée, elle présente de petites taches gangrèneuses. Le bulbe est
considérablement augmenté de volume, il offre la grosseur d'un
petit œuf de poule, sa dureté est remarquable, sa couleur est lie
de vin et il contient une grande quantité de sang épanché.

La gravité des accidents éprouvésparce malade paraissent tenir à
l'état dans lequel il se trouvait lorsqu'il s'est livré aux excès vénériens. Au moment de son entrée, il était dans un état de prostration
extrême, semblableàcelui des animaux qui ont été surmenés.Quoi
qu'il en soit la lésion que présentait le bulbe, n'en est pas moins
curieuse, et l'on doit se demander si le mécanisme suivant lequel
l'érection a eu lieu ne pourrait pas jusqu'à un certain point rendre
compte de l'épanchement sanguin qui s'est fait dans cette partie
du pénis.

En effet, il résulte des travaux de Kobelt que le bulbe envoie au
gland les matériaux excitants dont il a besoin ; le muscle bulbo-
caverneux, irrité à son tour, accélère progressivement ses contrac-
tations, qui ont pour but d'activer le cours du sang dans les artères
bulbeuses et bulbo-uréthrales, mais en même temps, il comprime
par son bord supérieur, qui les embrasse à la manière d'un sphinc-
ter, les veines bulbeuses qui naissent de cette éminence du bulbe
qui se trouve entre les deux hémisphères et que l'on désigne sous
le nom de *colliculus bulbi intermedius*, et s'oppose ainsi à l'écoulement trop rapide du sang. Or, chez notre malade, ne serait-il pas
possible que le muscle bulbo-caverneux eût éprouvéune contracture
spasmodique dont le résultat eût été la distension excessive du

bulbe, réservoir du sang veineux, et par suite la rupture des cellules du tissu spongieux qui entre dans la composition de cet organe.

Ceci est, à la vérité, une hypothèse par laquelle nous cherchons à expliquer la lésion constatée par l'autopsie ; mais il faut remarquer qu'elle s'appuie à la fois sur l'anatomie et la physiologie, ce qui peut lui donner une certaine valeur.

Paris. — Imprimerie de E. Brière, rue Saint-Honoré, 257.